LA SCROFULE

A

BALARUC-LES-BAINS

PAR

Le Dr Adrien PLANCHE

Médecin inspecteur des eaux thermales de Balaruc; — Médecin de l'hôpital
civil et militaire de cette station; — Honoré deux fois d'une médaille
(bronze et argent) par l'Académie de Médecine de Paris; — Membre
correspondant de la Société d'Hydrologie médicale de Paris et de la Société
des Lettres, Sciences et Arts de l'Aveyron; — Membre de la Société
médicale d'Émulation de Montpellier; — Ancien Interne des hôpitaux civils
de Lyon.

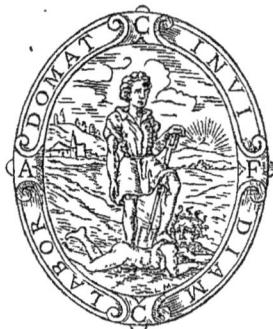

MONTPELLIER
C. COULET, ÉDITEUR
LIBRAIRE DE LA FACULTÉ DE MÉDECINE, DE L'ÉCOLE D'AGRICULTURE ET DE L'ACADÉMIE
DES SCIENCES ET LETTRES, GRAND'RUE, 5.
PARIS
V.-A. DELAHAYE, LIBRAIRE-ÉDITEUR
Place de l'École-de-Médecine, 23.

1879

LA SCROFULE

A

BALARUC-LES-BAINS

LA SCROFULE

A

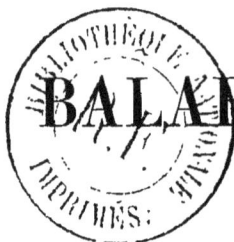

BALARUC-LES-BAINS

PAR

Le Dr Adrien PLANCHE

Médecin inspecteur des eaux thermales de Balaruc; — Médecin de l'hôpital civil et militaire de cette station; — Honoré deux fois d'une médaille (bronze et argent) par l'Académie de Médecine de Paris; — Membre correspondant de la Société d'Hydrologie médicale de Paris et de la Société des Lettres, Sciences et Arts de l'Aveyron; — Membre de la Société médicale d'Émulation de Montpellier; — Ancien Interne des hôpitaux civils de Lyon.

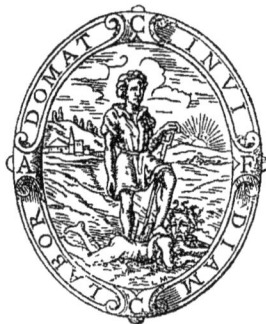

MONTPELLIER

C. COULET, éditeur, libraire de la Faculté de Médec., de l'École d'Agrre et de l'Académie des Sciences et Lettres, Grand'-Rue, 5

PARIS

V.-A. DELAHAYE, libraire-éditeur, place de l'École-de-Médecine, 23

—

1879

Montpellier, Typographie Louis Grollier, boulevard du Peyrou, 7 et 9.

LA SCROFULE

A

BALARUC-LES-BAINS

I

Clinique Médicale de Balaruc-les-Bains, tel aurait pu être le titre donné à ce travail s'il ne m'eût paru trop prétentieux. Mon intention est de donner purement et simplement les résultats obtenus pendant ces trois dernières années par l'usage de ces Eaux thermales contre la scrofule, et d'attirer ainsi sur ces Eaux minérales, jadis si renommées, l'attention du Monde médical.

Contre la scrofule, on a préconisé les bains de mer ; sans doute, ce moyen balnéothérapique est suivi, la plupart du temps, d'excellents résultats. Mais ce traitement, si énergique et si simple qu'il en est devenu banal, peut-il convenir à tous les tempéraments, à toutes les constitutions, et pense-t-on qu'on puisse en user sans aucune précaution ? Est-on bien sûr qu'employé même avec méthode, il soit toujours suivi de succès ? La plupart des personnes qui fréquentent nos Stations maritimes s'y rendent souvent pour combattre les chaleurs de l'été, et ne s'exposent-elles pas à des inconvénients quelquefois très-graves, en prolongeant outre mesure la durée du bain, comme on le fait habituellement ? Trouve-t-on, enfin sur nos plages beaucoup d'établissements munis des appareils nécessaires pour la bonne administration de ces eaux minérales ?

Frappé du nombre toujours croissant des malades présentant les diverses manifestations de la scrofule qui fréquentent soit l'Établissement, soit l'Hôpital de Balaruc, j'ai tenu à rendre un compte exact et à livrer au jugement de mes Confrères tout ce que j'ai vu, tout ce que j'ai fait et surtout les résultats que j'ai obtenus par l'emploi méthodique des Eaux thermales de la Station qui m'est confiée.

En 1876, j'ai eu à traiter 106 cas de scrofule, soit dans ma clientèle privée, soit à l'hôpital ; j'ai constaté, à la fin de la saison, 7 cas de guérison complète, 80 cas d'amélioration manifeste, 19 cas qui ne paraissent avoir subi aucune heureuse modification.

En 1877, sur les 80 cas améliorés l'année précédente, 54 sont revenus, et, sur ce nombre, j'ai constaté une très-grande amélioration chez 42 malades. On peut les considérer même comme étant en voie de guérison, et les 12 autres sont très-sensiblement améliorés. Dans la même année, je constatais la présence de 35 nouveaux cas de scrofule. Sur ces 35 nouveaux, 6 ont été güéris après deux saisons passées à Balaruc dans la même année, 22 sont sensiblement améliorés et 7 n'ont pas présenté de grandes modifications.

En 1878, soit quelques cas anciens que j'avais déjà vus dans les saisons précédentes, soit de nouveaux malades, le nombre général de scrofuleux a atteint le chiffre de 95. Sur ce dernier chiffre, j'ai eu 9 guérisons, 68 améliorations, 18 cas sans grand changement.

Si je récapitule le nombre de cas de scrofule traités à Balaruc pendant ces trois années, soit à l'Établissement, soit à l'Hôpital dont le service médical m'est confié, j'arrive au chiffre de 290, répartis de la manière suivante :

ANNÉES.	NOMBRE DES MALADES TRAITÉS		TOTAUX.
	à l'établissement.	à l'hôpital.	
1876	32	74	106
1877	18	71	89
1878	31	64	95
	81	209	290

Les résultats peuvent se répartir de la manière suivante :

ANNÉES.	GUÉRISONS.	AMÉLIORATIONS.	INSUCCÈS.
1876	7	80	19
1877	48	34	7
1878	9	68	18
	64	182	44

Au point de vue de la symptomatologie, on peut les résumer :

1. Tempérament lymphatique avec engorgement glandulaire dans diverses régions 142
2.   *Id.*   avec affection sécrétante du cuir chevelu. . .   43
3.   *Id.*   avec affaiblissement d'une articulation. . . .   11
4.   *Id.*   avec ophthalmie et écoulement derrière les oreilles   25
5.   *Id.*   avec ostéite des doigts, de la main ou du pied   16
6.   *Id.*   avec carie osseuse diverse   7
7. Tumeur blanche, soit du pied, du genou ou de la hanche. Engorgement péri-articulaire   33
8. Trajets fistuleux, suites de lésions osseuses de la hanche ou de différentes régions   13

TOTAL   290

II

La caractéristique des Eaux de Balaruc est leur efficacité traditionnelle contre la paralysie; c'est à ce point que le Dr Rousset, ancien secrétaire de l'Académie des Sciences de Montpellier, dans un travail qu'il fit paraître alors qu'il était médecin-inspecteur des Eaux de Balaruc, s'exprime ainsi : *Il n'est personne qui, entendant parler de paralysie, ne pense à Balaruc, comme aussi le nom de Balaruc rappelle l'idée de paralysie, ces deux mots désormais sont inséparables.*

Là ne se borne pas l'action bienfaisante de cette Eau thermale. La scrofule avec ses nombreuses manifestations en revendique, non sans raison, l'usage.

Dans ces deux cas, l'époque du traitement doit varier.

L'Établissement thermal n'est ouvert que pendant 6 mois de l'année, quoique à la rigueur la saison pût durer l'année entière. Elle commence le 1er mai pour prendre fin le 30 octobre. Les malades sont dans l'habitude de fréquenter nos Eaux surtout pendant les mois de mai, juin, septembre et octobre ; dans les mois de juillet et d'août, leur nombre diminue. C'est une idée reçue dans le monde, bien à tort selon nous, qu'il fait trop chaud pendant ces deux mois pour faire usage de l'Eau de Balaruc. D'abord, la chaleur n'est pas plus forte à Balaruc pendant ces deux mois que dans tout le midi de la France. On peut même dire qu'il y fait moins chaud que dans beaucoup d'autres Stations qui se trouvent sous la même latitude. Pendant ces mois, en effet, le vent prédominant souffle du S.-O. ; il est obligé de passer sur la mer et sur l'étang de Thau avant d'arriver à Balaruc même, ce qui fait qu'il vient tempérer les ardeurs du soleil. Il y a ici lieu, du reste, à faire une distinction qui a bien son importance et à laquelle on ne pense pas assez souvent.

L'Eau de Balaruc, pendant ces deux mois, n'est pas plus excitante que pendant les autres mois de l'année ; son action n'est point accrue par la chaleur des mois de juillet et d'août ; c'est moins l'action de l'eau qu'il faut considérer que la nature des maladies pour lesquelles on se rend auprès de nos thermes. Les mois de mai, juin, septembre et octobre doivent être surtout destinés au traitement des paralysies, surtout de celles qui sont la conséquence d'une lésion cérébrale ; les mois de juillet et d'août sont préférables pour la cure des affections scrofuleuses et rhumatismales. Les malades atteints de ces diverses affections sont loin d'être incommodés par la chaleur ; bien plus, le soleil peut être utile à leur guérison. Ce sont, en général, les personnes qui vivent dans les pays froids et humides du Nord, où le soleil reste souvent caché par les brouillards, qui présentent les diverses manifestations de la scrofule et du lymphatisme. Nul doute qu'elles se trouveront très-bien de la vie en plein air, en pleine lumière du soleil. Il n'en est plus de même des paralytiques, surtout lorsque leur affection est la conséquence d'une congestion ou d'une apoplexie cérébrale. Ne recommande-t-on pas à ces malades de fuir le grand jour, la lumière trop vive, la grande chaleur ? Ne peut-on pas craindre que celle-ci n'occasionne un nouveau *raptus* du côté du cerveau ?

III

Les eaux minérales sont surtout employées avec succès contre les maladies chroniques, et parmi celles-ci c'est la scrofule qui retire de leur usage le plus de soulagement. Cette diathèse se manifeste par tant de symptômes différents, et sa nature, quoique inconnue encore, donne lieu à tant d'appréciations diverses, qu'il n'est pas étonnant qu'une foule de Stations balnéaires revendiquent au nombre de leurs propriétés la cure de cet état morbide.

La scrofule, d'après M. Durand Fardel, est constituée par une anomalie d'assimilation avec tendance à la dégradation des éléments organiques, d'où les formes communes d'engorgements passifs, de suppuration froide et d'ulcération. C'est une maladie *totius substantiæ*, c'est une diathèse dont le fond est surtout l'asthénie, l'affaiblissement, la dégradation générale. Étant une maladie générale, constitutionnelle, elle envahit tous les tissus, tout l'organisme, et ses manifestations quelquefois très-légères finissent, si on laisse l'affection morbide sans traitement énergique, par pousser de plus puissantes racines dans l'économie et devenir de plus en plus graves, en attaquant des parties de plus en plus profondes. L'influence de la scrofule est si puissante, que non-seulement la santé générale, la manière d'être du sujet qui en est porteur, est profondément modifiée, mais encore survienne une maladie quelconque, celle-ci ne présentera pas chez ce sujet les caractères inhérents à sa nature propre. Ses symptômes, sa marche, sa durée, ses complications, tout subira les modifications que lui imprimera le terrain sur lequel elle vient évoluer.

Vouloir, dans les cas de scrofule, traiter impunément les diverses manifestations et s'en tenir là, ce serait une pure illusion, et le résultat fâcheux qui suivrait une pareille médication prouverait bien que l'on a méconnu le mal que l'on se proposait de guérir.

Il faut donc agir non-seulement sur les diverses manifestations, mais encore et surtout sur la cause de ces divers symptômes. Il faudra donc avoir recours à un traitement général dont la spécificité d'action contre la scrofule soit bien connue. Faudra-t-il négliger les lésions locales? Non certes, mais on conviendra sans peine que, dans certains cas de scrofule légère, cet oubli serait de peu d'importance.

Ce qui caractérise donc la scrofule, je le répète, c'est le défaut d'assimilation, le défaut de réaction vitale et la dégradation des éléments organiques. Donc, trois sources d'indications thérapeutiques que l'on peut, à la vérité, réduire à deux, la dernière n'étant que la conséquence de l'action prolongée des deux autres. Le traitement à employer aura donc pour but de donner plus d'activité aux fonctions d'assimilation, un peu plus d'excitation aux fonctions vitales.

IV

Dans une discussion remarquable qui eut lieu, en 1858, au sein de la Société d'Hydrologie médicale de Paris, Patissier, s'appuyant sur les causes principales qui favorisent l'évolution de cette diathèse, prétendit qu'il y avait une foule de Stations minérales dont les sources peuvent donner de très-bons résultats dans le traitement de la diathèse strumeuse. — « Quoique, nous dit-il, il soit assez difficile d'établir l'étiologie de la scrofule, il n'est pas douteux, cependant, que la viciation de l'air atmosphérique, l'habitation dans des lieux humides, étroits, contribuent à son développement; l'air confiné, non renouvelé, introduit incessamment dans les poumons, doit, à la longue, vicier le sang, qui, à chaque instant, vient s'imprégner de cet air insalubre. » D'après le même auteur, « l'alimentation agit dans le même sens avec plus de puissance encore et par deux mécanismes différents : l'aliment est de mauvaise qualité, il trouble les fonctions digestives et il ne présente à l'absorption qu'un chyle de mauvaise nature, qui exerce une influence funeste sur l'économie tout entière; ou bien, il est de bonne qualité, mais il est trop substantiel, trop animalisé pour l'âge et la constitution du sujet, il entretient dans le tube gastro-intestinal une irritation chronique permanente qui rend l'élaboration imparfaite; de là résulte également un chyle vicié qui altère le sang. »

La conséquence de cette viciation du sang, liquide nourricier et qui doit servir à la réparation de tous nos tissus, est facile à comprendre : c'est la dégradation lente, c'est la faillite de l'économie. Ne voit-on pas ce fait se produire tous les jours dans l'alimentation des jeunes enfants? Dans la classe pauvre, ne voit-on pas des mères s'enorgueillir de ce que leurs jeunes enfants de 3 à 4 ans *mangent comme des hommes*, et n'est-ce pas dans cette classe que se rencontre le plus grand nombre d'enfants atteints de manifestations scrofuleuses?

Nous partageons complétement les idées de cet éminent hydrologue sur l'étiologie de la scrofule, mais nous ne saurions admettre les conclusions qu'il en tire. Portant spécialement son attention sur les troubles de la digestion et de la circulation, il prétendit, dans cette mémorable discussion, qu'en les traitant par des moyens appropriés, il guérirait les manifestations scrofuleuses, et il fit des eaux minérales, alcalines, acidules, ferrugineuses, la base du traitement anti-scrofuleux.

Il est incontestable que ces eaux minérales peuvent rendre de très-grands services contre la scrofule, mais comme le fait très-judicieusement observer M. Durand Fardel, on ne saurait compter sur leur efficacité pour combattre une affection sérieuse de cette nature. Elles ne constituent pas une médication anti-scrofuleuse, mais elles peuvent être considérées comme des auxiliaires très-utiles dans certains cas. Quant aux troubles survenus dans l'état général par suite de la viciation de l'air atmosphérique et des mauvaises conditions d'habitation, il n'y a aucun désaccord à ce sujet; tous les médecins sont d'avis qu'il faut entourer les malades de tous les soins de propreté et d'aération convenables. Poursuivant son raisonnement jusqu'au bout, Patissier a préconisé les eaux sulfureuses dans tous les cas où la scrofule est liée à l'élément nerveux, dans les cas qu'il appelle scrofule subaiguë ou scrofule éréthique.

Cette forme de la scrofule est caractérisée, dit-il, par une assez vive excitation vasculaire ou nerveuse, qui se traduit par de la chaleur à la peau, de la douleur dans les parties affectées, des mouvements fébriles, ou par une grande excitation physique ou morale.

Mais, dans ce cas, ne peut-on pas supposer que cette excitation nerveuse, qui paraît être considérée comme un symptôme caractéristique d'une espèce différente de scrofule n'est que la conséquence de l'asthénie? Ne prouve-t-elle pas que l'équilibre est rompu entre le système sanguin et le système nerveux? Ne peut-on pas supposer qu'elle domine la scène morbide, parce que, le sang s'étant appauvri en globules rouges, le système nerveux a perdu son modérateur naturel?

Dans les cas de scrofule chez un sujet à complexion délicate, à tempérament facilement irritable, il faudra user de beaucoup de précautions, il faudra surveiller le mode d'emploi des eaux et avoir recours surtout aux moyens les plus doux, les plus simples, à ceux qui après eux entraînent le moins de réaction.

En ayant en vue les troubles digestifs et les considérant comme les causes principales de toutes les manifestations symptomatiques, il a préconisé également les eaux alcalines contre la scrofule. Cette affection morbide étant essentiellement asthénique et cette asthénie frappant tous les éléments de l'organisme, les eaux alcalines ne peuvent remplir ici l'indication principale.

Ne peut-on pas craindre, en effet, qu'elles aient une action dissolvante sur la crase du sang et n'augmentent l'asthénie au lieu de la combattre; et ne peut-on pas exciter l'appétit, corriger les troubles de la digestion, sans avoir recours à un mode de traitement excellent contre les dyspepsies idiopathiques ou symptomatiques d'une affection autre que la scrofule?

En résumé, ce savant hydrologue a préconisé con-

tre la scrofule les cinq classes d'eaux minérales géné-
ralement admises, c'est-à-dire les eaux acidules, alcalines, ferrugineuses, salines et sulfureuses. Mais aussi
a-t-il été obligé, pour étayer son raisonnement, de
faire de la scrofule cinq espèces différentes, et d'en
faire de chacune presque une entité morbide, suivant
qu'elle s'accompagnait de troubles nerveux, d'état in-
flammatoire, d'anémie ou des symptômes de torpeur.

Peut-on admettre toutes ces divisions? Peut-on admettre une espèce de scrofule présentant des symptômes franchement inflammatoires tels, qu'il soit besoin
d'avoir recours à la médication alcaline? Non, la scrofule est UNE, tous les symptômes sont sous la dépen-
dance d'une cause unique.

Quelque nombreuses que soient les manifestations
de la scrofule, quelle que soit la prédominance que
paraît avoir tel ou tel symptôme sur un autre, rappe-
lons-nous que c'est une diathèse, et que par conséquent c'est une affection morbide constitutionnelle,
par conséquent chronique, persistante, pouvant rester
plus ou moins longtemps latente, dont les manifestations portant sur la plasticité, la motilité et la sensi-
bilité, et se développant toutes sous l'influence d'une
même cause, sont incapables de résoudre l'affection
primitive ni en fait, ni en tendance.

V

La scrofule porte surtout son action sur la plasticité. Si ses diverses manifestations paraissent prédominer les unes sur les autres, cela tient bien certainement à l'âge de l'affection, au degré plus ou moins avancé de son évolution et au tempérament de l'individu qui en est porteur.

Le type du médicament hydro-minéral anti-scrofuleux est l'eau minérale qui contient du bromure et du chlorure de sodium à dose thérapeutique. L'expérience clinique l'a démontré depuis longtemps, et l'on peut dire que, de l'avis de la plupart des médecins, les eaux chlorurées-sodiques sont regardées comme des spécifiques de la scrofule.

Nous pouvons bien, en étudiant les propriétés curatives des substances qui entrent dans leur composition, nous expliquer certaines actions physiologiques donnant raison jusqu'à un certain point de l'action thérapeutique de ces eaux minérales ; mais, comme pour tout spécifique, leur action intime nous est inconnue. Cherche-t-on, du reste, à expliquer comment la quinine guérit les fièvres intermittentes, comment le mercure guérit la syphilis ? Non certes, et toutes les théories basées sur des hypothèses viendraient se briser contre des faits constatés par l'expérience. Les autres eaux minérales peuvent être utiles dans certains cas ; les eaux acidules gazeuses peuvent augmenter l'appétit quelquefois émoussé dans les affec-

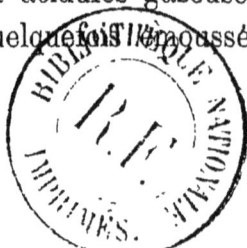

tions scrofuleuses, elles peuvent activer les fonctions
digestives. La durée de l'évolution de l'affection strumeuse est si longue, que l'on trouvera bien certainement un moment où l'on devra faire usage des eaux
dites *de table*, de même que lorsque l'appauvrisse-
ment de sang sera arrivé à un certain degré, sera-t-
il bon de faire usage des eaux ferrugineuses, mais
dans tous ces cas, on n'aura traité que le symptôme.
Ce seront des palliatifs, on n'agira pas sur la cause
primordiale de ces différents troubles de la digestion,
de la circulation, on n'aura pas combattu la diathèse
elle-même. Par les eaux chlorurées sodiques, au contraire, on attaquera le fond même de l'affection et on
traitera avec certitude de succès les manifestations
symptomatiques. Ces eaux minérales s'adressent à la
scrofule en général, quelle que soit la prédominance
d'un groupe de symptômes, si l'on a affaire à un sujet
irritable, à tempérament nerveux, il faudra avoir recours à une médication plus douce, plus simple; il
faudra diminuer la durée de l'immersion, ou abaisser
la température de l'eau pour la rendre moins excitante.

Dans la scrofule, les indications principales à remplir consistent à exciter la circulation cutanée, à favori-
ser la nutrition et l'assimilation, à modifier les sécrétions. Les eaux chlorurées sodiques répondent parfaitement à toutes ces indications. Le chlorure de sodium
jouit de propriétés reconstituantes, analeptiques incon-
testables, administré à dose convenable. Il est néces-
saire à la formation de la plupart de nos humeurs,

il entre dans la composition de la plupart d'entre elles ; pris à doses thérapeutiques, il augmente l'appétit, favorise la formation des globules rouges, dont il augmente le nombre, en s'opposant à leur destruction.

Sous l'influence des eaux chlorurées sodiques, la peau se colore, cet embonpoint maladif et ce tissu cellulaire si abondant chez certains scrofuleux tend à disparaître pour faire place à du tissu musculaire. L'inappétence, les digestions lentes, pénibles, incomplètes sont remplacées quelquefois par un appétit vorace, que l'on est très-souvent obligé de modérer ; les digestions se font très-rapidement et n'entraînent avec elles aucun malaise. On voit donc que, sous l'influence de ce médicament, les fonctions du tube digestif et de l'appareil circulatoire sont suractivées, les circulations interstitielles se font plus rapidement, et le sang, devenu plus riche, favorise la nutrition. Cette suractivité apportée dans les mouvements de composition et de décomposition explique surabondamment les heureuses modifications que doit apporter à tout l'organisme une pareille médication.

Les digestions se faisant plus régulières et plus complètes, le sang devenant plus riche en globules rouges, la nutrition interstitielle de tout l'organisme se fera aussi plus complète, et comme dernière conséquence, les sécrétions seront modifiées et dans la quantité et dans la qualité du produit.

Si à cette action thérapeutique du chlorure de sodium on vient ajouter celle des bromures, on comprendra facilement l'action bienfaisante des eaux chlorurées sodiques dans les cas de scrofule.

Lorsque l'action excitante des Eaux chlorurées sodiques de Balaruc-les-Bains ne paraît pas suffisante chez un sujet scrofuleux présentant l'asthénie la plus complète, lorsque les divers symptômes ne manifestent chez lui aucune réaction, lorsque le sujet sera en un mot d'un tempérament très-fortement lymphatique, on devra, et c'est ce que je suis dans l'habitude de faire, associer l'eau-mère des marais salants à l'Eau thermale de Balaruc. Il est démontré que cette association accroît l'efficacité de la médication vis-à-vis de la scrofule.

Ces eaux contiennent, en effet, une très-forte proportion de chlorure de sodium ; elles sont très-fortement bromurées et iodurées ; elles contiennent donc en plus grande proportion les principes minéralisateurs les plus anti-scrofuleux ; leur action directe sur le fond même de la diathèse est bien plus énergique, en même temps que l'excitation générale qu'elles produisent est plus grande. Elles sont donc plus toniques, plus reconstituantes, elles ajoutent une énergie plus considérable à l'eau avec laquelle elles sont mélangées.

On ne pourrait pas les appliquer seules, l'excitation cutanée serait trop vive et la stimulation qu'elles communiqueraient aux ulcères et aux plaies pourrait outrepasser le but que l'on se proposerait d'obtenir. Aussi est-on dans l'habitude de n'en ajouter que quelques litres dans un bain. C'est surtout, je le répète, dans les cas de torpeur de toutes les fonctions que j'emploie cette médication énergique, lorsque je vois que la médication par les eaux chlorurées sodiques seules est trop lente à produire ses effets. Elles ont, du reste, avec plus d'énergie seulement, les mêmes propriétés thérapeutiques que ces dernières.

VI

Sous l'influence de l'action reconstituante de ces eaux, de l'excitation générale produite sur l'économie et de la stimulation cutanée, la circulation sanguine est devenue plus active, le sang plus riche en globules rouges, les mouvements de composition et de décomposition interstitiels plus énergiques; qu'y a-t-il d'étonnant que les engorgements ganglionnaires bénéficient de cette suractivité générale? On voit, en effet, au bout de quelques jours de traitement, des ganglions engorgés et isolés diminuer de volume, et ceux qui sont agglomérés par du tissu cellulaire se désagréger par la disparition de ce dernier. Les plaies, les ulcères qui sont la conséquence des abcès se détergent, leur coloration de violacée devient d'un rouge plus vif, les bords se recollent, des bourgeons charnus apparaissent, et la cicatrisation se fait d'une manière très-rapide. Les trajets fistuleux commencent eux aussi, au bout de quelques jours, à voir diminuer l'écoulement de pus qui se faisait par leur orifice externe; l'aspect extérieur est plus satisfaisant, et la cicatrisation vient rapidement fermer ces sources quelquefois intarissables de pus, surtout s'il n'y a aucune communication avec un os carié. La carie, la nécrose elles-mêmes subissent une heureuse modification; la vitalité des parties profondes est réveillée, en même temps que les conditions de l'état général deviennent meilleures, l'élimination des séquestres est facilitée et elle coïncide avec le réveil général de la constitution.

Les articulations, enfin, envahies par l'affection morbide, diminuent également de volume, les mouvements des membres deviennent plus faciles et moins douloureux.

En résumé : la scrofule est une maladie générale diathésique et de nature spécifique, qui exige pour sa guérison : 1° un traitement général, qui doit s'adresser à l'atonie de tout l'organisme ; 2° un traitement spécifique, qui a pour but de combattre le fond même de l'affection ; 3° un traitement local, qui doit avoir pour but de modifier les lésions qui sont la conséquence de cette atonie spécifique. Le traitement hydro-minéral de cette affection réclame l'usage des eaux chlorurées sodiques seules ou associées aux eaux-mères.

Pour nous, il n'y a qu'une seule espèce de scrofule, qui est caractérisée par l'asthénie, le défaut d'assimilation, et si dans la durée de son évolution, il apparaît des phénomènes subinflammatoires ou nerveux, ces nouvelles manifestations symptomatiques sont imputables au tempérament, à la constitution du sujet qui est porteur de cette diathèse; en un mot, à la qualité du terrain sur lequel elle fait son évolution. Ces diverses manifestations ne constituent pas différentes espèces de scrofule, encore moins des entités morbides. Quels que soient les symptômes prédominants, les eaux chlorurées sodiques doivent être employées, le mode d'application seul doit changer selon les cas.

VII

L'Eau chlorurée sodique de Balaruc remplit toutes ces indications, à condition de tenir compte de l'observation précédente; elle répond parfaitement aux indications thérapeutiques fournies par la spécificité de l'état morbide. Par son action tonique reconstituante et excitante, elle répond aux indications thérapeutiques tirées de la nature de l'affection, c'est-à-dire d'être maladie générale asthénique. Elle répond également aux indications fournies par l'état local; elle est, en effet, résolutive des engorgements ganglionnaires, elle tarit toute source de pus et amène la cicatrisation des abcès et des trajets fistuleux. Elle n'a point une action directe sur la carie et la nécrose; mais en tonifiant l'économie tout entière, elle favorise l'élimination des parties nécrosées, quel que soit le degré d'inflammation qui accompagne ces lésions, car il faut bien se rappeler que l'inflammation, chez les scrofuleux, présente des caractères spéciaux et réclame un tout autre traitement que dans les conditions ordinaires.

Quelle est l'action physiologique de l'eau de Balaruc?

L'action physiologique de l'eau chlorurée sodique de Balaruc est, on peut le dire, générale. Elle se ma-

nifeste sur la peau , les muqueuses , le tissu glandulaire, le système sanguin, etc., etc. Son action n'est
pas moins évidente sur les grandes fonctions.

Sur la peau. — La circulation sanguine y devient
plus active, les nerfs qui viennent s'y épanouir subissent l'action directe, excitante du chlorure de sodium , et la transmettent par action réflexe aux nerfs
vaso-moteurs, d'où cette accélération de la circulation en général, et de celle de la peau en particulier.

Sur les muqueuses. — Elle en excite les fonctions
en général. Introduite dans l'estomac, cette Eau active
la secrétion du suc gastrique ; bien plus , elle lui rend
ses propriétés indispensables à une bonne digestion,
elle le rend acide sous l'influence de l'acide chlorhydri-
que, rendu libre par les transformations et les décom-
positions successives que subit le chlorure de sodium.

Sur le sang. — Cette action est double : l'action
directe porte sur la constitution même du sang ; le
chlorure de sodium s'oppose à la destruction des globules rouges, et par suite de cette action bienfaisante,
le nombre de ces globules augmente dans la masse
totale du liquide nourricier. L'action indirecte est la
conséquence de la régularité et de l'accélération dans
les fonctions digestives. La conséquence de ces deux
actions, c'est la richesse du sang.

L'action thérapeutique des eaux chlorurées sodiques,

et celle de Balaruc en est le type, se confond intimé-
ment avec leur action physiologique. Sous l'influence
de ces eaux, nous voyons d'abord des phénomènes
d'excitation générale et locale. La circulation sanguine
devient plus active, et cette activité se traduit par une
suractivité dans les grandes fonctions en général et
dans les divers organes en particulier. L'usage de ces
eaux combat donc avec succès le défaut de réaction
vitale, qui est un des principaux caractères de la scrofule.

Les fonctions digestives deviennent plus énergiques
et plus complètes, le sang reprend sa plasticité nor-
male. Les fonctions assimilatrices doivent donc être
et plus actives et plus complètes, et par l'usage de ces
eaux ne nous opposons-nous pas avec succès à la dé-
sorganisation des éléments organiques, qui est encore
un des caractères primordiaux de la diathèse scrofuleuse ?

VIII

Le mode de traitement a une très-grande importance dans la cure des manifestations diathésiques
qui nous occupe, et nous verrons dans les observa-
tions qui suivent qu'il est également très-simple ;
tellement que si on récapitule les moyens balnéothé-
rapiques employés, ils se réduisent à trois ou quatre
tout au plus.

Dans la scrofule, les indications thérapeutiques sont
de deux sortes : les unes sont tirées de l'état morbide,

de l'état général, les moyens thérapeutiques seront donc dirigés contre l'état général ; les autres sont tirées de l'état local, les moyens employés seront donc dirigés contre l'état local, contre la lésion. Dans tous ces cas, l'Eau thermale de Balaruc a été employée en boisson, en bains, en douches, en boue minérale, seule ou associée à l'eau-mère des salins de Villeroy.

En boisson. — Quel est l'effet que l'on veut obtenir en administrant l'Eau de Balaruc en boisson ? On veut, dans ce cas, tonifier l'économie, réveiller les fonctions digestives, combattre par l'assimilation des principes minéralisateurs une diathèse ; on veut, en un mot, obtenir un effet *altérant*. Il faut alors l'administrer à très-petites doses : un verre ou deux pris par quart de verre suffisent à un adulte, encore faut-il avoir le soin de séparer les doses d'au moins un quart d'heure l'une de l'autre pour en faciliter l'absorption. A la suite de l'administration de ces petites doses, on n'aura pas, en général, d'effet purgatif. Il serait, en effet, inutile et même nuisible quelquefois d'obtenir des purgations même légères, mais répétées chez des individus débilités par une diathèse ou par le lymphatisme. Chez les enfants en bas âge, je la prescris par gorgées et par cuillerées à café, avant, pendant et après le bain, jusqu'à concurrence d'un demi-verre.

En bain. — Nous avons vu plus haut que l'action des eaux chlorurées sodiques était bienfaisante : 1° par leur action directe sur la surface cutanée ; 2° par leur action indirecte produite par action réflexe sur le système nerveux. Contentons-nous, pour le moment, de cette explication pour comprendre le bénéfice que l'on retire des bains. La question de la pénétration des liquides à travers la peau et surtout de ceux qui sont saturés de substances minéralisatrices n'est pas encore résolue. Pour nous, cependant, nous croyons à la pénétration, mais à la condition que l'épiderme ait été préalablement imbibé par plusieurs immersions successives. Les expériences faites jusqu'à nos jours au moyen de liquides rendus minéralisés ne nous ont point encore convaincu, car il ne nous est pas possible, même avec les appareils les plus puissants, d'imiter complétement la nature. Les sels en dissolution dans les eaux minérales naturelles ne sont-ils pas mieux dissous, en effet, sous l'influence des pressions et des températures quelquefois énormes que ces eaux subissent dans les entrailles de la terre ?

Quoi qu'il en soit, dans les cas simples, je les ordonne avec l'Eau de Balaruc pure, et tenant compte de la susceptibilité nerveuse du sujet, je les prescris à une température plus au moins élevée. En général, elle ne dépase pas 32° à 33° degrés centigrades. Quant à la durée de l'immersion, elle varie depuis un quart d'heure jusqu'à trois quarts d'heure, selon l'âge, les forces générales du sujet et la température du bain. En ordonnant ces bains, je veux faire naître une excitation à la peau, et réagir sur l'économie tout entière par des excitations réflexes.

Quand ce but n'est pas atteint, quand la diathèse

a très-fortement imprégné toute l'économie, que le malade présente pour ainsi dire des symptômes de cachexie, j'ajoute au bain thermal, toujours en tenant compte des idiosyncrasies, 2, 3 et 5 litres d'eau-mère; je suis même arrivé à en ajouter 10 et même 12 litres.

Cette association devient de jour en jour plus fréquente, et augmente considérablement les vertus curatives des eaux chlorurées sodiques. Mais, je le répète, il faut être très-prudent, car les eaux-mères ont une action très-énergique sur le tissu cutané, qu'elles pourraient enflammer si on en exagérait les doses. Au chlorure et au bromure de sodium contenus dans l'eau minérale pure, elles viennent ajouter des iodures en abondance, qui ont une action presque spécifique contre la scrofule.

En douches. — Ici, c'est un coup de fouet que je donne à l'économie; je veux forcer celle-ci à réagir malgré elle et combattre ainsi avec énergie le défaut de réaction vitale. La douche, en effet, stimule plus que le bain toutes les fonctions en général, elle imprime à tous les organes une suractivité vitale, qui se manifeste par une suractivité fonctionnelle, d'où la résolution des engorgements ganglionnaires ou viscéraux qui accompagnent cet état morbide.

Pour ménager les susceptibilités individüelles et ne pas outre-passer le but proposé, je les ordonne, selon les cas, en pomme d'arrosoir, en lance, en jets brisés, etc., etc. Quant à la température, je commence par une chaleur modérée, et je l'élève au fur et à mesure que j'arrive vers les parties inférieures. Ici, ce précepte a bien moins d'importance que dans le traitement des paralysies.

Boues minérales. — Ce moyen, un peu oublié de nos jours, rend de bien grands services, à Balaruc, contre les engorgements ganglionnaires, contre les empâtements ou engorgements péri-articulaires, contre la faiblesse des tendons et des ligaments des articulations survenue à la suite de plusieurs entorses. En application sur les plaies anciennes, les ulcères atoniques, elles accélèrent la cicatrisation.

C'est un moyen purement local et d'une importance capitale. Je fais appliquer ces boues en cataplasmes sur la partie lésée, et j'ai le soin d'ordonner de les humecter toutes les 8 ou 10 minutes avec de l'eau thermale à la température native, seule ou associée à de l'eau-mère, selon les cas. La durée de cette application varie de demi-heure à trois quarts d'heure et même une heure ; après quoi le malade prend un bain minéral ou une douche.

Par la température de cette application de boue, il y a afflux sanguin dans la partie lésée, l'absorption des sels est par suite rendue plus facile ; il y a donc encore ici dans la partie lésée une suractivité vitale qui se traduit par une suractivité fonctionnelle, d'où l'accélération du travail cicatriciel des anciennes plaies, des anciens ulcères, et la résolution des engorgements glandulaires.

OBSERVATIONS

—◇—

Tempérament lymphatique avec engorgement glandulaire. — Mademoiselle K..., d'Épinal, vient à Balaruc avec sa mère, qui accompagne son mari atteint d'hémiplégie gauche. La mère veut envoyer sa fille, âgée de 19 ans, prendre les bains de mer à Cette pour combattre un état de faiblesse générale. Appelé à donner mon avis, je constate que mademoiselle K... présente tous les attributs du tempérament lymphatique : grande, élancée, les cheveux blonds, teint mat, coloré par plaques, etc., etc.

Je constate également la présence au cou d'un ganglion engorgé assez volumineux qui ne laisse pas d'inquiéter Mᵐᵉ K... Tous les ans, mademoiselle K.... est conduite aux bains de mer à Trouville, et pendant l'hiver elle est soumise à un traitement spécifique, tel que l'huile de foie de morue, tisane feuilles de noyer. En même temps on fait sur la glande des frictions résolutives avec des pommades iodurées.

J'engage mademoiselle K... à faire usage de l'Eau de Balaruc, et je prescris le traitement suivant :

Boisson de 1 à 2 verres (1), pris par quart de verre de 10 en 10 minutes.

Cataplasme de boues minérales tous les matins sur le ganglion engorgé maintenu pendant trois quarts d'heure, suivi d'un bain ou d'une douche générale.

La glande, qui avait le volume d'une petite noix, diminue considérablement au bout de 12 jours de traitement. Voulant rendre celui-ci plus actif, j'ajoute à l'eau minérale qui doit humecter la boue un et même deux litres d'eaux-mères, et j'additionne l'eau du bain de 4 à 5 litres des mêmes eaux. Je suis assez heureux, après 25 jours de traitement, de constater la disparition de la glande, en même temps l'amélioration notable de la santé générale.

OBSERVATION II.

Tempérament lymphatique avec engorgement ganglionnaire. — Madame J..., d'une ville voisine, vient à Balaruc pour conduire son père atteint d'une ancienne paralysie. Elle est accompagnée de sa fille, âgée de 15 ans. Cette jeune fille, qui n'est pas encore réglée, présente les attributs du tempérament lymphatique le plus accentué.

Depuis quelque temps, tous les mois, mademoiselle J... se plaint de tous les symptômes précurseurs de l'apparition des règles, et toute cette scène pathologi-

---

(1) Depuis bien longtemps, les verres employés à la buvette de l'Établissement sont assez grands ; un litre d'eau en remplit trois.

que, qui la fatigue beaucoup, n'a jamais encore été suivie d'écoulement menstruel. En examinant attentivement mademoiselle J..., je constate l'existence de quelques ganglions engorgés derrière le maxillaire inférieur, ces ganglions sont nombreux et roulent sous les doigts. La mère ne s'en était pas aperçue, et la jeune malade n'a été soumise qu'à un traitement ferrugineux, n'ayant jamais pu supporter l'huile de foie de morue. Dans son jeune âge, mademoiselle J... a eu un écoulement sanieux derrière les oreilles, et la mère se rappelle qu'alors il y avait des ganglions engorgés autour du cou et qui avaient dû disparaître à la suite de frictions iodées. Pendant tous les étés, madame J... menait sa fille aux bains de mer. J'engage mademoiselle J... à faire usage de l'Eau de Balaruc, et je prescris le traitement suivant :

Boisson de 1 à 2 verres, pris par quart de verre de 10 en 10 minutes.

Bains généraux additionnés de 2 à 4 litres d'eaumère, alternés avec douches générales en pomme d'arrosoir.

Au bout d'une douzaine de jours, nous sommes obligés d'interrompre le traitement, à cause des symptômes qui annoncent l'apparition des règles. Cette fois-ci l'écoulement a lieu ; il est peu abondant, le sang n'est pas rouge ; il dure pendant 4 à 5 jours par intermittence. Huit jours se passent ainsi, et nous reprenons le traitement pendant une dizaine de jours. A son départ, Mlle J. ne se ressent pas de son indisposition, elle se sent au contraire plus forte, les grandes fonctions s'exécutent très-bien. Quant aux ganglions, il n'en est plus question, ils ont disparu. J'ai eu depuis l'occasion de revoir Mlle J., et j'ai appris avec satisfaction que l'écoulement cataménial avait jusqu'ici apparu avec régularité et que sa santé ne laissait rien à désirer. Elle continue tous les ans à aller aux bains de mer ; son grand-père étant mort, n'ayant plus l'occasion de venir à Balaruc ; elle préfère aller à la mer, qui est plus rapprochée de la ville qu'elle habite.

OBSERVATION III.

Engorgement ganglionnaire. — B., soldat en garnison dans un département voisin, vient à Balaruc le 18 du mois de mai 1876. Il présente, avec toutes les apparences d'une bonne constitution, tous les attributs du tempérament scrofuleux. Il est porteur d'un engorgement très-considérable de ganglions qui forment autour du cou un véritable chapelet.

L'engorgement ganglionnaire est accompagné d'un empâtement des parties environnantes si considérable, qu'il lui est impossible de boutonner sa tunique. Je prescris donc :

Boisson de 1 à 2 verres, par quart de verre de 10 en 10 minutes.

Application d'un cataplasme de boue minérale, maintenu pendant trois quarts d'heure sur les ganglions engorgés, en ayant le soin d'imbiber ces boues par l'eau thermale à sa température native, toutes les 10 minutes.

Bain général, de trois quarts d'heure de durée.

Au bout de quelques jours, voyant qu'il était utile de stimuler l'économie en général, les réactions vitales ne me paraissant pas bien énergiques chez notre malade, je prescrivis une douche générale en remplacement du bain de piscine. Au bout de 20 jours de traitement, les ganglions avaient considérablement diminué de volume ; l'empâtement qui accompagnait cet engorgement avait complétement disparu, tellement que notre malade, en quittant l'hôpital, pouvait fermer complétement sa tunique, sans en être le moins du monde incommodé. La santé générale paraissait excellente.

Observation IV.

Engorgement ganglionnaire au cou, très-considérable. — Empâtement de la tumeur. — Glandes agglomérées. — H., âgé de 22 ans, agriculteur, vient dans le courant du mois de mai 1876, il présente tous les attributs du tempérament lymphatique. Il est originaire d'un village du département de l'Hérault, dans la partie qui confine à l'Aveyron. Étant jeune, il était sujet à des écoulements derrière les oreilles ; a eu des croûtes dans les cheveux, et a eu pendant longtemps des glandes engorgées autour du cou. Il porte encore sur la joue droite des cicatrices d'une tumeur qui était venue à suppuration. Pendant longtemps, il fut soumis à l'usage de l'huile de foie de morue, et il est allé plusieurs fois prendre les bains de mer. Depuis quelque temps, il avait remarqué la présence au cou de quelques ganglions engorgés, qui roulaient sous les doigts, mais peu à peu il s'était formé une tumeur par l'agglomération de ces divers ganglions. Celle-ci occupait toute la région parotidienne gauche. La face est bouffie et a un air d'hébétude assez singulier, les traits sont gros, épais. La santé générale est bonne, cependant il s'enrhume facilement pendant les hivers.

Je prescris :

Boisson de 1 à 2 verres, par quart de verre de 10 en 10 minutes.

Boue minérale appliquée en cataplasme autour du cou, arrosée toutes les 10 minutes avec de l'eau thermale additionnée d'eau-mère. Bains généraux alternés avec douches. Tous les trois jours, boisson : dose purgative pour combattre l'empâtement général.

Après 15 jours de traitement, l'empâtement qui entoure l'engorgement glandulaire diminue et laisse alors percevoir la tumeur, qui est formée par la réunion de plusieurs ganglions engorgés, le tout réuni par du tissu conjonctif. Cette tumeur paraît moins grosse, moins adhérente, plus souple, et paraît être légèrement mobile. Ce malade part dans un état bien amélioré, après 25 jours de traitement.

Il revient dans le mois d'août, l'état général paraît satisfaisant, la face est moins bouffie et paraît plus intelligente, la tuméfaction est moindre ; je prescris le même traitement, qui est encore suivi pendant 15 jours. L'amélioration est notable.

Ce malade revient pour la troisième fois, en mai
1877. Pendant tout l'hiver il a suivi exactement mes
prescriptions, qui consistaient dans l'usage de l'huile de
foie de morue, de la tisane feuilles de noyer, des
frictions avec pommades iodurées sur la tumeur.

A son arrivée, je constate que la tumeur a encore
bien diminué, on sent parfaitement les glandules qui
la constituent par leur réunion ; quant au tissu conjonctif qui les agglomérait, il a complétement disparu. Je prescris encore le même traitement, qui est
suivi avec soin pendant une vingtaine de jours.

En septembre 1877, il revient pour la quatrième fois,
l'amélioration a persisté, les ganglions sont très-petits,
la face n'est plus bouffie ; il suit encore le même traitement, et lorsqu'il part, dans le courant du mois d'octobre il peut être considéré comme guéri.

J'ai su, du reste, depuis qu'il est complétement guéri.

OBSERVATION V.

*Généralisation des engorgements ganglionnaires
au cou, dans le creux axillaire gauche et dans le pli
de l'aine des deux côtés* — Lucien G., âgé de 11 ans,
d'un tempérament foncièrement lymphatique, présente
depuis sa naissance toutes les manifestations de la scrofule : affection sécrétante du cuir chevelu et des oreilles
pendant sa première enfance.—Engorgement ganglionnaire au cou. Toux grasse pendant les froids de l'hiver.
Le moindre choc, la moindre écorchure entraîne après
elle une suppuration interminable. Il est soumis depuis

son jeune âge à l'usage de l'huile de foie de morue et va tous les ans aux bains de mer. Cette année, sa mère vient essayer des bains chauds de Balaruc, parce que l'année dernière, à la suite d'un refroidissement en sortant d'un bain de mer, il contracta un violent catarrhe pulmonaire qui donna quelques inquiétudes. A ma première visite, en juillet 1877, je constate tous les attributs du tempérament lymphatique et de la diathèse scrofuleuse. Ce qui inquiète le plus la mère, c'est la présence de petites tumeurs molles, indolentes dans le creux axillaire gauche et dans le pli de l'aine des deux côtés, mais plus accentuées du côté gauche; inutile de dire que je constate également la présence de ganglions engorgés formant un chapelet autour du cou. La santé générale n'est pas très-bonne, l'enfant à un appétit vorace, mais il a souvent de la diarrhée, ce qui indique un trouble dans les fonctions digestives. Pendant tout l'hiver et encore même au mois de juillet, l'enfant est sujet à des quintes de toux trèsprolongées, suivies d'une expectoration abondante. La poitrine est grasse, me dit la mère; *je suis obligée de faire vomir souvent mon enfant pour le débarrasser des glaires qui encombrent sa poitrine.*

Je prescris : Boisson de 1 verre, pris en 4 fois de 10 en 10 minute.

Bain général additionné de 2 à 4 litres d'eau-mère.

Le premier résultat acquis c'est l'amélioration dans les fonctions digestives ; l'appétit est bon, il n'y a plus de diarrhée. L'état général paraît satisfaisant. Les glandes engorgées sont, en général, plus petites, plus molles et roulent même sous les doigts. Ces heureux résultats sont acquis après une première saison de 20 jours.

Le malade revient en 1878, la santé générale a été bien meilleure pendant l'hiver dernier, il n'a pas contracté ces catarrhes pulmonaires qui se succédaient sans interruption, à cette époque de l'année. La sécrétion bronchique a été moins abondante, tellement que l'on n'a été obligé de faire vomir le malade qu'une seule fois dans toute la saison, alors qu'auparavant il fallait avoir recours à ce moyen à peu près une fois par mois. Toutes les fonctions sont normales, l'enfant prend du développement sans que s'en ressente la santé générale, qui paraît considérablement améliorée ; les ganglions engorgés du creux axillaire gauche et du pli de l'aine de chaque côté ont presque disparu. Seuls, ceux du côté gauche sont légèrement apparents, ceux du cou ont considérablement diminué.

Je prescris le même traitement que l'année dernière.

Seulement, pour le rendre plus actif, j'alterne les bains généraux avec des douches en pomme d'arrosoir.

Ce traitement est suivi pendant un mois. J'engage la mère à amener son enfant promener, autant que faire se peut, sur les bords de l'étang, pour lui faire respirer, le soir, l'air frais, humide et salé. Quand le malade part, dans le courant du mois d'août, il peut être considéré comme étant dans un état de santé satisfaisant, ce qui ne m'empêche pas de recommander à la mère de lui faire suivre encore pendant quelque temps un traitement spécifique.

OBSERVATION VI.

Lymphatisme. — Affection sécrétante du cuir chevelu. — Ganglions engorgés. — M..., âgée de 8 ans, présente depuis sa naissance les manifestations de la scrofule. Gourmes primitives dès son plus jeune âge, croûtes herpétiformes sur le visage et sur la tête. Les muqueuses oculaires ont toujours été très-rouges et sécrétantes. Tous les matins, à son réveil, les yeux sont chassieux. Depuis le sevrage, a été soumise à un traitement spécifique et est conduite depuis 4 ans aux bains de mer. Je la vois à Balaruc pour la première fois le 17 mai 1877. Sa taille est au-dessous de la moyenne des enfants de son âge ; elle est grêle, pâle, les extrémités osseuses sont développées, les chairs molles ; elle est lente dans ses mouvements, elle est triste et ne s'amuse pas. La face est pâle, amaigrie, les conjonctives palpébrales rouges avec un léger suintement aux angles des yeux. La sécrétion nasale est très-abondante, aussi le sillon sous-nasal est rouge. Il n'y a pas d'éruption sur le visage, mais la tête est recouverte, en certains endroits, de croûtes jaunes laissant suinter un liquide visqueux qui agglutine les cheveux. Le cou et la région parotidienne de chaque côté présente un chapelet de ganglions engorgés. Tout annonce dans l'état général et dans l'état local que nous avons à

traiter une enfant en possession de la diathèse strumeuse avec manifestations cutanée, muqueuse et ganglionnaire.

Je prescris donc : Boisson de 1 verre à 1 verre et
demi, par quart de verre de 10 en 10 minutes. Bain
minéral additionné de 2 à 4 litres d'eau-mère d'une
durée de trois quarts d'heure. Lotions sur la tête plusieurs fois répétées dans la journée. Vie en plein air,
sur les bords de l'étang.

La malade reste un mois à Balaruc. Quand elle
part, on constate que l'état général est bien meilleur ;
l'enfant est enjouée, elle s'amuse, ce qu'elle ne faisait
pas à son arrivée. L'appétit est bon, les digestions
normales, pas de diarrhée, elle y était cependant su-
jette. La sécrétion du cuir chevelu, qui paraissait
augmentée dès le début du traitement, est bien moins
abondante. Les croûtes se sont détachées à la suite des
lotions fréquentes et sont moins épaisses, elles se forment plus lentement. La rougeur du cuir chevelu est
moindre. En un mot, amélioration de l'état général et
de l'état local.

Revient en septembre 1877. L'enfant a gagné en
forces, on dirait qu'elle grandit, tout en se fortifiant.
Les croûtes ne se sont presque plus reproduites, l'é-
coulement a bien diminué, ainsi que les ganglions engorgés autour du cou. Les muqueuses palpébrales ne
sont plus rouges, et les grandes fonctions s'exécutent
très-bien.

Je prescris le même traitement ; j'intercalle cependant quelques douches en pomme d'arrosoir. L'amélio-

ration persiste pendant un mois que la malade séjourne auprès de nos thermes. J'ai revu cette enfant dans le courant du mois de juillet 1878, à Balaruc, où elle vient subir un troisième traitement. L'état général s'est considérablement amélioré, et il ne reste plus de traces des manifestations locales. Pendant l'hiver dernier, elle a continué à Montpellier à être soumise à un traitement spécifique. Cette enfant est en très-bonne voie, nul doute que l'eau de Balaruc n'ait donné un coup de fouet à l'économie et ait été un puissant adjuvant de la médication spécifique, et que ce soit à cette action tonique excitante de cette eau que l'on doive la guérison rapide de toutes ces lésions locales, que n'avait pu obtenir seule la médication spécifique par l'huile de foie de morue, etc., etc.

OBSERVATION VII.

Lymphatisme. — Lupus scrofuleux du nez. — M., âgée de 15 ans, fille de père inconnu, vient à l'hôpital de Balaruc dans le courant du mois de juin 1877; elle n'est pas grande pour son âge, et présente tous les attributs du tempérament lymphatique. Elle a eu dans sa première enfance des gourmes primitives; plus tard, impétigo du cuir chevelu; enfin, il y a 4 ans, lupus du nez.

Actuellement le nez a disparu d'une manière complète, et l'on ne voit que les orifices des fosses nasales, par où s'écoulent les mucosités. Les muqueuses palpébrales sont rouges, tuméfiées, laissant suinter sur la

figure un liquide ichoreux, qui rougit les joues ; en
même temps, les parties environnant les orifices des
fosses nasales sont ulcérées. Au cou et dans la région
parotidienne de chaque côté, ganglions engorgés, très-
volumineux. Sur la tête, je constate encore quelques
croûtes d'impétigo, avec suintement visqueux.

Je prescris : boisson de 1 à 2 verres eau thermale,
par quart de verre de 10 minutes en 10 minutes.
Bain général. Lotions fréquentes. Douche générale en
pomme d'arrosoir.

Sous l'influence de ce traitement (qui dure 20 jours)
tonique, reconstituant et légèrement stimulant, la santé
générale, qui était languissante, devient meilleure ;
l'appétit est bon, les fonctions digestives normales,
pas de diarrhée. Les croûtes impétigineuses se déta-
chent, les plaques rouges sécrétantes qu'elles laissent
à nu sont moins enflammées, et la sécrétion devient
de moins en moins considérable. Les muqueuses palpébrales, qui par leur boursoufflement fermaient presque les yeux, se sont dégonflées, les ulcérations du
visage se cicatrisent, et les glandes du cou paraissent
diminuer de volume.

Cette enfant est ramenée fin août 1877 ; l'état
général est bon, les lésions locales sont dans le même
état qu'après le traitement du mois de juin dernier.
Je prescris le même traitement, qui est suivi pendant
15 jours. L'amélioration persiste, et fait même des
progrès lents.

En 1878, cette enfant est ramenée à l'hôpital de
Balaruc, dans le courant du mois de juin ; son état

général est bien changé, il est très-bon. L'amélioration
de l'état local a persisté et a fait des progrès ; le cuir
chevelu est complétement dépourvu de croûtes, qui ne
se sont pas reproduites de tout l'hiver. Les muqueuses
palpébrales sont toujours un peu rouges, légèrement
sécrétantes, mais ne sont pas boursoufflées. Les ulcérations autour des orifices des fosses nasales ont disparu,
la cicatrisation est complète, seulement les cicatrices
sont rouges, violacées, légèrement gauffrées, type caractéristique des cicatrices scrofuleuses. Les ganglions
du cou sont très-petits et roulent sous les doigts.

Je prescris le même traitement, qui est suivi pendant
15 jours, et l'amélioration persiste. On peut considérer
cet état de choses comme très-satisfaisant ; on a, en
effet, obtenu tout ce qu'il est possible d'obtenir en pareille occurrence. Cette enfant est toujours en possession
de la diathèse scrofuleuse, et ce n'est que par un traitement spécifique longtemps continué que l'on pourra
s'opposer à de nouvelles manifestations. On ne peut
nier que l'eau de Balaruc n'ait joué un rôle puissant
dans cette pseudo-guérison.

OBSERVATION VIII.

*Entorse accompagnée d'atrophie musculaire chez
un scrofuleux.* — C..., âgé de 13 ans, d'un tempérament lymphatique, d'une constitution frêle et délicate, a eu, dans son enfance, toutes les manifestations
légères de la diathèse scrofuleuse : gourmes, engorgements ganglionnaires, etc., etc.

Il y a trois ans, en s'amusant avec ses camarades, il fit une chute qui fut suivie d'une entorse de l'articulation tibio-tarsienne droite. Depuis lors, faiblesse dans tout le membre inférieur droit ; l'enfant ne peut pas courir sans se laisser plusieurs fois tomber. Les mouvements de l'articulation sont gênés, il ne peut sauter sur un seul pied sans se laisser choir ; lorsqu'il veut marcher vite, si l'enfant n'y prend garde, la pointe du pied est fortement tournée en dedans, tellement qu'elle vient embarrasser le pied gauche, ce qui amène fatalement de nombreuses chutes, souvent suivies de diastasis.

En examinant le membre, on constate une laxité plus grande dans l'appareil tendineux avec un certain degré d'atrophie musculaire. Le malade est conduit à l'hôpital de Balaruc pour la première fois au commencement du mois de mai 1876. Je prescris :

Boisson de 1 à 2 verres d'eau minérale, par quart de verre de 10 en 10 minutes.

Sur l'articulation malade et sur toute la jambe, je fais appliquer les boues minérales pendant trois quarts d'heure environ, et je fais suivre cette application de boue d'une douche générale, en ayant soin de faire insister sur l'articulation et le membre malades ; sous la douche, je fais aussi pratiquer le massage.

Sous l'influence de ce traitement général et local en même temps, prolongé pendant 21 jours, l'état général devient meilleur, le teint est plus coloré, et il se manifeste un léger accroissement dans le volume des muscles de la région postérieure de la jambe ma-

lade. L'articulation paraît plus solide et les chutes
sont moins fréquentes. La marche est plus facile,
l'enfant peut se soutenir sur un seul pied, même sur
le malade. J'ai l'occasion de revoir cet enfant dans
l'intervalle des deux saisons balnéaires, et le mieux a
persisté. J'engage malgré cela les parents à me l'envoyer dans le mois de septembre.

A cette époque, le malade revient à Balaruc, je
prescris le même traitement ; le mieux a persisté, et au
bout de 20 jours de séjour à l'hôpital, l'articulation
paraît plus solide, l'enfant marche et court sans se
jeter à terre, il peut mieux relever la pointe du pied
et le porter directement en avant. Les muscles de la
jambe ont bien certainement augmenté de volume. La
santé générale est parfaite.

OBSERVATION IX.

Scrofules. — Carie osseuse. — J..., âgé de 7 ans,
d'un tempérament lymphatique, scrofuleux, a eu déjà
des éruptions sécrétantes du cuir chevelu pendant la
première enfance ; on constate autour du cou un chapelet de ganglions engorgés ; il présente également
de petites tumeurs ulcérées et laissant écouler un liquide purulent, aux extrémités inférieures des pha-
langes du premier et du deuxième doigt de la main
gauche, à leur articulation avec les deuxièmes pha-
langes correspondantes et à la même articulation
du quatrième doigt de la main droite. Ces tumeurs
sont accompagnées, à la main gauche, de la rétraction

des muscles, ce qui lui donne l'aspect d'une griffe. Même symptôme du côté droit, mais limité au quatrième doigt.

Je prescris : Boisson de 1 verre d'eau minérale tous les matins, par quart de verre pris de quart d'heure en quart d'heure.

Applications de boue minérale sur les deux mains, suivies tantôt d'un bain général, tantôt d'une douche en pomme d'arrosoir.

Au bout de quelques jours, l'écoulement qui se fait par l'orifice des trois petites tumeurs est plus abondant; en même temps il s'échappe un peu de poussière osseuse, ce qui m'indique que les os sont compromis. ·

Le traitement est continué pendant une quinzaine de jours, j'ai le soin cependant d'arrêter l'application des boues minérales, de peur d'outrepasser le but. L'état général est satisfaisant, mais il n'y a aucun changement notable dans l'état local.

Le malade est ramené à l'hôpital de Balaruc en août 1877. État général bon, l'enfant mange et digère très-bien, il s'amuse. La tuméfaction osseuse est moins prononcée du côté droit, et l'écoulement de pus est moins considérable. Les doigts de la main gauche ne présentent aucune modification, si ce n'est qu'ils sont moins douloureux quand on essaie de les étendre.

Je prescris le même traitement qu'à la saison dernière.

Ce traitement est continué pendant 20 jours. L'état général est toujours satisfaisant. L'état local s'est amélioré du côté droit, la cicatrisation est obtenue de ce côté, le doigt est encore en flexion un peu forcée, mais il se laisse étendre sans trop de difficulté.

Le malade revient à Balaruc dans le mois de juin 1878. Même état que l'année dernière à son départ après la deuxième saison. Je prescris le même traitement. Je n'obtiens pas de notables modifications. L'état général est satisfaisant. Le doigt de la main droite est en demi flexion, la tuméfaction osseuse est bien moins prononcée, il n'y a plus d'ulcération, et le doigt peut être maintenu pendant un certain temps étendu sur une planchette, sans trop de fatigue ni de douleur. Du côté gauche, rien de changé, si ce n'est que l'écoulement de pus est moins considérable, nul doute que la carie n'ait envahi ces extrémités osseuses; il faudra donc qu'une opération chirurgicale vienne remédier à cet état de choses, à moins que l'orifice du trajet fistuleux laisse spontanément échapper au dehors les parties nécrosées. Quant au doigt de la main droite, je pense qui si on combat la rétention musculaire par des moyens appropriés, on pourra espérer la guérison de cette articulation; les phénomènes d'inflammation osseuse paraissent avoir disparu.

OBSERVATION X.

Scrofule à manifestations multiples. — Alphonse G...; âgé de 12 ans, est conduit à Balaruc dans le courant du mois de juin 1877. Il a présenté, depuis son jeune âge, toutes les manifestations de la scrofule, telles que ophthalmies, engorgements ganglionnaires, etc., etc.; les muqueuses palpébrales sont encore rouges, les cils sont, en général, agglutinés par une sécrétion assez abondante, ils sont rares; quelques-uns ont des directions vicieuses qui favorisent cet état subinflammatoire des membranes de l'œil.

Écoulement derrière les oreilles, qui s'accompagne quelquefois de douleurs vives de l'organe. Le cuir chevelu a été pendant longtemps le siège d'une éruption, accompagnée d'une sécrétion plus ou moins abondante; on rencontre par ci par là quelques endroits dépourvus de cheveux, ce qui prouve l'épaisseur des croûtes et leur persistance. Actuellement il y a encore un léger suintement autour de quelques croûtes qui agglutinent les cheveux. Chapelet ganglionnaire au cou et dans les régions parotidiennes. En même temps, l'état général n'est pas satisfaisant, l'enfant est chétif, les chairs sont molles, décolorées. Faiblesse générale. L'enfant est triste et facilement fatigué, il se laisse choir bien souvent quand il court. Les extrémités des os longs sont volumineuses et les articulations paraissent d'autant plus saillantes que les muscles sont amaigris. Quand il court, il porte le pied droit en dehors et sa démarche n'est pas franche, on voit qu'il hésite à s'appuyer sur cette jambe; je ne constate, cependant, rien du côté de l'articulation de la hanche ni du genou de ce côté; il y a un peu de faiblesse dans l'articulation tibio-tarsienne.

Le malade s'enrhume facilement, les bruits respiratoires sont très-sonores, les sécrétions bronchiques sont très-abondantes; *l'enfant a la poitrine grasse,* me dit la mère. L'appétit est vorace, mais l'assimilation se fait d'une manière incomplète, le développement de cet enfant n'est pas en rapport avec son alimentation. Il y a quelques alternatives de diarrhée et de constipation.

Depuis son jeune âge, il a été soumis à l'usage de l'huile de foie de morue, de tisanes et de sirops dépuratifs, il a été souvent conduit aux bains de mer. Depuis quelque temps on a suspendu l'usage de l'huile de foie de morue, à cause de la diarrhée que celle-ci procurait.

Je prescris : boisson d'eau minérale un verre, pris en quatre fois de 10 en 10 minutes. Bain général, alterné avec douche générale en pomme d'arrosoir.

Ce traitement est régulièrement suivi pendant 18 jours. L'état général paraît s'améliorer, l'appétit est plus régulier, les digestions paraissent se bien faire, il n'y a plus ces alternatives de diarrhée et de constipation.

L'ensemble est satisfaisant, quoique les symptômes locaux pris séparément ne paraissent pas avoir subi de grandes modifications.

On me ramène cet enfant en septembre 1877. L'état général est satisfaisant, les grandes fonctions s'exécutent normalement ; les forces, en général, sont plus grandes, il y a un peu plus de gaieté et d'entrain. En même temps les muqueuses palpébrales sont moins rouges et le suintement du cuir chevelu a disparu avec les quelques croûtes qui y existaient en juin dernier.

Je prescris le même traitement, qui est suivi pendant 20 jours. Vers le huitième jour, j'ai le soin pour activer le traitement d'ajouter trois litres d'eau-mère à l'eau minérale du bain. La santé générale continue à être satisfaisante et les diverses manifestations, telles que subinflammation des muqueuses palpébrales, ganglions engorgés, etc., etc., paraissent subir une notable amélioration.

Le malade est ramené pour la troisième fois dans le courant du mois de juillet 1878. L'amélioration est notable, et voici ce que je constate : l'enfant s'est développé, l'amaigrissement a bien diminué, les extrémités osseuses des os longs et les articulations sont moins saillantes. Les yeux ne sont plus rouges, l'affection sécrétante du cuir chevelu a complétement disparu, les ganglions engorgés au cou ont considérablement diminué de volume, ils roulent sous les doigts. La mère de cet enfant ne se plaint plus que de la faiblesse des ligaments de l'articulation tibio-tarsienne droite, c'est ce qui l'inquiète le plus. *La poitrine est moins grasse*, et l'enfant ne s'est point enrhumé de tout l'hiver dernier. En un mot, l'état général est bon et l'état local laisse peu à désirer.

Je prescris le même traitement ; seulement j'ajoute l'application de boues minérales sur l'articulation du pied droit avant chaque bain ou douche. Je fais également pratiquer le massage.

Ce traitement est ainsi suivi tout le mois de juillet.

Quand il part, cet enfant est dans un bien meilleur état encore, il a plus de courage pour marcher, on voit qu'il choisit moins ses pas ; quand il court, il ne fait pas de chutes si fréquentes, ce qui indique bien une plus grande force dans le membre. J'ose espérer que si cet enfant revient à Balaruc dans le courant de l'été prochain, ce ne sera que pour confirmer sa guérison.

Observation XI.

Plaie. Abcès et trajets fistuleux de nature scrofuleuse. — Julie R., âgée de 23 ans, vient à l'hôpital de Balaruc dans le courant du mois de juin 1877. Elle est née dans le département de l'Aveyron. Pendant son enfance, elle a présenté toutes les manifestations de la scrofule. Elle a tous les attributs du tempérament lymphatique ; je constate, en même temps, des cicatrices à la partie inférieure de la joue droite, caractéristiques d'une tumeur ganglionnaire spécifique arrivée à suppuration. Elle présente sur la poitrine, au-dessus du sein droit, une plaie de couleur rouge vineuse, laissant suinter un liquide sanieux purulent ; cette suppuration dure depuis deux ans environ, et est la conséquence d'un abcès gros comme une petite noix, qui s'ouvrit spontanément. Le pus semble s'écouler par un petit orifice fistuleux, situé à la partie médiane de la plaie. Je constate, en même temps, la présence d'une autre plaie du même genre, qui est apparue également à la suite d'un petit abcès, qui s'est ouvert spontanément sur la partie interne et supérieure du bras, dans le creux axillaire. Par l'orifice fistuleux

qui occupe également la partie médiane de la plaie,
s'écoule un pus abondant et non lié. En introduisant
le stylet dans l'orifice de ces deux trajets fistuleux,
on constate qu'ils ne sont pas profonds et qu'ils n'ont
aucune relation avec un os carié quelconque, placé au
dessous ou non loin de là. Ces trajets fistuleux ne sont
donc que la conséquence de deux abcès scrofuleux qui
se sont formés dans le tissu cellulaire de ces régions.
La peau est décollée sur une assez grande étendue;
elle est légèrement plissée; en un mot, présente les
caractères d'une scrofulide. En même temps, l'état
général est loin d'être satisfaisant. L'appétit est bon,
mais les fonctions digestives, en général, sont lan-
guissantes; il y a des alternatives de diarrhée et de
constipation. Quelques irrégularités dans la menstrua-
tion.

Je prescris : boisson d'eau minérale, 1 à 2 verres
par quart de verre pris de 10 en 10 minutes. Bain
général, alterné avec douches générales en pomme
d'arrosoir. Injection d'eau minérale par l'orifice fistuleux des deux plaies, et lotions faites 3 à 4 fois par
jour.

Ce traitement est suivi pendant quinze jours. Les
deux plaies paraissent plus rouges dès le début du
traitement, et sont un peu douloureuses; sentiment
de cuisson. L'écoulement du pus est plus abondant, il
est plus lié, plus épais. Tout annonce un léger degré
d'inflammation, qui me force de suspendre les injections et les lotions. La santé générale paraît être
meilleure, quoiqu'il n'y ait pas à noter un grand changement dans l'état local.

Revient en septembre de la même année, l'état local est à peu près le même qu'au moment de son départ après la première saison ; l'état général s'est sensiblement amélioré. En faisant pénétrer avec précaution le stylet à travers l'orifice de la plaie que j'ai signalée au-dessus du sein droit, la malade éprouve un peu plus de douleur qu'autrefois, et je constate que le vide qui se trouvait .formé par le décollement de la peau est bien moins considérable ; on dirait que la cicatrisation fait des progrès. L'écoulement sanieux est de moins en moins abondant, et il est plus épais. L'amélioration est moins manifeste à la plaie du creux axillaire. L'écoulement du pus est encore très-abondant, il est plus épais. En faisant pénétrer le stylet, on ne constate pas que le vide formé par le décollement de la peau ait sensiblement diminué.

Je prescris le même traitement. J'ajoute l'application d'un cataplasme de boue minérale sur la plaie du sein droit, et je continue les injections et les lotions tous les jours sur la plaie du bras. Ce traitement est suivi pendant 17 jours.

L'état général est sensiblement amélioré. Quant à l'état local, je persiste à penser que la cicatrisation fait des progrès continuels à la plaie du sein, et elle s'annonce à la plaie du creux axillaire, mais d'une manière moins accentuée.

La malade revient pour la troisième fois vers la fin de mai 1878. L'état général est très-satisfaisant ; la plaie du sein est cicatrisée complétement ; la cicatrice se gauffre, et ce n'est qu'en écartant les uns des autres les petits plis qui se forment qu'on voit un léger suintement, qui n'est pas suffisant pour salir le linge. Quant à la plaie du creux axillaire, le travail cicatriciel a commencé bien certainement ; l'écoulement est moins abondant, et le stylet introduit dans l'orifice fistuleux prouve que la cavité est beaucoup moins profonde.

Je prescris le même traitement, qui est suivi, cette fois-ci, pendant un mois. A son départ, l'amélioration était telle, que je suis convaincu que la cicatrisation sera terminée avant la saison prochaine, surtout si, comme je le lui ai indiqué, elle continuait à suivre pendant tout l'hiver un traitement spécifique.

Observation XII.

Scrofules, coxalgie. — Louis B., âgé de 22 ans, vient à Balaruc dans le courant du mois de juin 1877. Il présente tous les attributs du tempérament lymphatique. Étant jeune, il a eu des croûtes derrière les oreilles, des croûtes dans les cheveux et des ganglions engorgés autour du cou. Il a même une cicatrice spécifique du côté gauche de la joue, qu'il espère voir se couvrir par la barbe qui est naissante aujourd'hui, les poils sont longs, rares et frisés. Il n'a jamais été d'une forte constitution. Il s'enrhume facilement pendant les hivers, surtout lorsque le temps est humide et froid ; il est enrhumé du cerveau presque constamment. A été pendant longtemps soumis à un traitement spécifique : huile de foie de morue, sirop de fer iodé, vésicatoires nombreux aux bras, bains de mer.

Il y a près de deux ans, en voulant faire du gymnase, il fit une chute, et le coup porta sur la partie latérale externe de la cuisse droite. Il n'y fit pas trop d'attention d'abord, et souffrit pendant quelque temps de vives douleurs lancinantes. Six mois environ après, il s'aperçut qu'il s'était formé un abcès du côté interne de la cuisse, qui finit par percer de lui-même, et donna issue à une assez grande quantité de pus. Malgré tout ce qu'on put faire, l'ouverture de l'abcès ne s'oblitéra pas, et laissa couler du pus pendant un temps assez long. Le médecin qui lui donnait des soins, voyant la persistance de l'écoulement, pratiqua le sondage du trajet fistuleux, et le stylet fut introduit presque en entier ; on ne constata pas la carie osseuse, mais l'os devait être enflammé, et c'était cette ostéite qui, chez un sujet scrofuleux, entretenait l'écoulement purulent.

Le malade est resté pendant plusieurs mois allongé dans une grande gouttière (de Bonnet probablement) ; on a appliqué autour de l'articulation quelques pointes de feu et quelques cautères. Il a été soumis à un traitement spécifique et tonique.

A ma première visite, le malade est pâle ; on voit qu'il a souffert, et que, soit par la douleur, soit par l'abondance de l'écoulement purulent, les forces sont presque épuisées. L'articulation de la hanche paraît plus volumineuse ; si on considère le grand trochanter, on constate de l'empâtement. Il n'y a pas de chaleur ; en un mot, il y a absence de phénomènes aigus. Le malade ne peut faire quelques pas qu'en s'appuyant sur des béquilles, et il ne peut appuyer le pied du côté malade qu'avec de grandes difficultés, encore est-il obligé de choisir ses pas; le mouvement de flexion de la cuisse sur le bassin est assez pénible et fait naître des douleurs sourdes, profondes. Je ne constate aucune déviation de la pointe du pied, aucun raccourcissement du membre; il n'y a qu'un peu d'atrophie musculaire, suite probablement de l'immobilité prolongée.

Je prescris : boisson d'eau minérale, un à deux verres par quart de verre, de 10 en 10 minutes ; bain général tempéré, d'une durée variant de demiheure à trois quarts d'heure, alternés avec douches générales en pomme d'arrosoir ; une ou deux injections par jour dans le trajet fistuleux, avec eau minérale tiède.

A la suite de ce traitement, l'état général devient meilleur, les grandes fonctions s'exécutent très-bien, l'appétit est réveillé, les digestions se font bien, sans douleur ni sans fatigue, pas de diarrhée. Au bout de 15 jours, je suis obligé de suspendre les injections, le pus était devenu plus abondant, plus lié, et le malade se plaignait de douleurs plus vives. En même temps, voyant ces phénomènes d'excitation, je discontinuais les douches. Le traitement fut donc réduit à la boisson de un à deux verres d'eau minérale tous les jours, par quart de verre, pris de 10 en 10 minutes, et à un bain général, tempéré d'une demi-heure de durée.

Ainsi modifié, ce traitement fut continué pendant

une dizaine de jours. Le malade revient fin septembre
de la même année, l'état général est très-sensiblement
amélioré ; les grandes fonctions s'exécutent normalement ; la physionomie est meilleure, le teint est légèrement coloré, il y a plus de gaieté. Le malade se
tient bien mieux sur les deux jambes, il ne ressent
plus les douleurs que faisait naître la station debout,
il marche plus facilement, en s'appuyant sur les béquilles. En examinant l'articulation malade, on constate que l'empâtement péri-articulaire a bien diminué ;
l'orifice fistuleux donne passage à une quantité bien
moins considérable de pus. En faisant pénétrer le
stylet avec beaucoup de précautions pour ne pas dé-
coller les parties profondes, il ne s'enfonce pas autant ;
la cicatrisation se fait, le trajet fistuleux est plus court.

Je prescris : Boisson à dose altérante ; bains généraux tempérés, alternés avec douches générales en
pomme d'arrosoir ; une injection tous les jours dans le
trajet fistuleux, avec eau minérale tiède.

Au bout de 18 jours de traitement, la cicatrisation
fait de très-rapides progrès, le stylet pénètre très-
peu dans le trajet fistuleux, et la sécrétion purulente
va diminuant tous les jours. En même temps le malade
ne souffre pas en appuyant les pieds sur le sol ; il s'as-
sied sans douleur, le mouvement de flexion de la cuisse
sur le bassin est donc plus facile. Le malade part dans
d'excellentes conditions.

Il revient en juillet 1878. Cette fois, il ne s'appuie
que sur une seule béquille, il marche sans douleur,
il fléchit assez bien la cuisse sur le bassin en se tenant

debout, il reste encore un peu de raideur dans ce mouvement, mais il n'y a pas de douleur. L'empâtement péri-articulaire a disparu complétement, le trajet fistuleux est oblitéré. L'état général est très-bon.

Je prescris le même traitement, qui est suivi très-régulièrement pendant 25 jours. Vers le milieu de la saison, le malade abandonne sa béquille pour la remplacer par une forte canne; il peut faire quelques promenades dans le parc ou sur le bord de l'étang. La santé générale est parfaite. A son départ, je le considère comme guéri, et je suis convaincu qu'à l'heure qu'il est, il marche sans avoir besoin d'aucun soutien.

OBSERVATION XIII.

Engorgement péri-articulaire de nature diathé-sique. — M. L., âgé de 18 ans, habite Lyon avec son père, qui est négociant dans cette ville. Il a présenté, pendant son enfance, les diverses manifestations de la diathèse strumeuse : engorgement ganglionnaire au cou, etc., etc. Depuis longtemps douleur vive dans le genou gauche avec tuméfection. Est resté longtemps en traitement : huile de foie de morue, sirop de Portal, tisane feuilles de noyer; application de nombreuses pastilles de potasse autour de l'articulation, dont il présente encore les cicatrices. La marche est difficile à cause des douleurs qu'elle fait naître dans le genou gauche; ces douleurs subissent l'influence des changements de temps. Les fonctions générales s'exécutent bien cependant. Il vient à Balaruc dans le

courant du mois de juillet 1876. Il présente bien tous
les attributs du tempérament lymphatique et de la diathèse strumeuse ; il y a encore au cou, quand on cher-
che bien, quelques petites glandes engorgées qui roulent sous le doigt explorateur ; il se plaint encore
quelquefois d'un léger suintement derrière les oreilles,
mais c'est surtout pour le genou qu'il vient à Balaruc.
Cette articulation est encore tuméfiée, mais elle n'est
point chaude quand on la touche ; on n'y constate aucun changement de coloration, elle n'est douloureuse
que lorsqu'on veut lui imprimer des mouvements de
flexion et d'extension. Il n'y a aucun symptôme d'acuité.
Le membre est faible, en général, et la démarche est
hésitante, précisément à cause des douleurs qu'elle
fait naître, quand le malade s'appuie sur le membre
gauche. L'articulation paraît plus saillante, parce que
le membre a subi un certain degré d'amaigrissement.
Cependant, en prenant la mesure de la circonférence
du genou des deux côtés, nous trouvons une augmen-
tation de deux centimètres environ pour le côté malade, et une diminution d'un centimètre et demi dans
le volume du mollet, par rapport à celui du côté sain.
Les muscles me paraissent également plus flasques.
On constate un empâtement particulier très-manifeste ;
il n'y a pas de liquide épanché dans l'articulation, ou
du moins les pressions méthodiques exercées sur la
rotule n'en donnent pas la sensation ; la seule que l'on
perçoive, c'est celle d'un état fongueux des tissus cir-
convoisins.

Nous avons donc affaire ici à un engorgement péri-articulaire de nature diathésique. Je prescris donc : Eau thermale de Balaruc, à dose peu élevée, un ou deux verres par jour à prendre tous les matins, à jeun, de 10 en 10 minutes, comme tonique reconstituant. En même temps, je fais appliquer tous les jours un cataplasme de boue minérale sur le genou et la jambe du côté droit, et je fais suivre cette application d'une douche générale. Au bout de quelques jours, une réaction évidente apparaît : le genou est plus chaud, la coloration paraît plus rouge, et les douleurs sont plus vives dans les mouvements d'extension. Je recommande au malade de ne pas marcher beaucoup. Je fais envelopper le genou dans de la flanelle, pour l'isoler, le maintenir à l'abri du contact du vent du sud-ouest, qui règne dans ce moment. Je ne soumets le malade à l'application de la boue que tous les deux jours, je la fais suivre d'un bain simple à température modérée ; les autres jours je continue l'usage de la douche générale et la boisson. Les phénomènes de réaction sont ainsi maintenus dans de justes limites.

Après un mois de séjour et de traitement, le malade quitte l'établissement, et je constate une amélioration considérable dans sa démarche ; il peut plus facilement appuyer le pied sans éprouver de vives douleurs. L'état fongueux des tissus péri-articulaires a disparu ; l'articulation du genou n'a plus cet aspect globuleux qu'elle avait dès le début du traitement ; la rotule est plus saillante, elle n'est plus comprise dans les parties engorgées, elle paraît plus mobile. La tuméfaction articulaire a diminué, quoiqu'il y ait encore une légère 'différence entre les deux genoux, cette différence n'est pas d'un centimètre. Le volume du mollet du côté malade a augmenté d'une manière très-sensible, la différence des deux côtés est peu considérable. Je dois dire que j'avais eu le soin de faire envelopper tout le membre inférieur dans un grand cataplasme de boue minérale, que l'on devait humecter avec l'eau de Balaruc, additionnée d'eau-mère.

J'ai revu ce jeune homme dans le courant du mois de juillet 1877, l'état général est parfait, et il ne paraît pas se ressentir du tout de l'affection qui l'avait fait venir à Balaruc l'année précédente. C'est par occasion qu'il y est revenu passer quelques jours ; je lui ai prescrit, comme traitement : Boisson de l'eau minérale, deux verres pris par quart, de 10 en 10 minutes. Bain général alterné avec douche générale, en pomme d'arrosoir. Il est resté à Balaruc une quinzaine de jours, et je puis le considérer comme complètement guéri.

OBSERVATION XIV.

Coxalgie de nature scrofuleuse. — Georges R., âgé de 15 ans, d'une ville voisine. Tempérament lymphatique. Dans son enfance, ganglions engorgés, croûtes impétigineuses derrière les oreilles et dans les cheveux, vient à Balaruc dans le courant de juillet 1876. Il y a 2 ans, douleurs vives et lancinantes dans la hanche droite, qui sont prises pour des douleurs de rhumatisme, et contre lesquelles on emploie des fric-

tions de toute sorte et des bains de vapeur. A la suite
de ce traitement, recrudescence des douleurs, qui se
manifestent dans le genou correspondant. La démarche devient pénible, douloureuse. On diagnostique
une coxalgie, et le malade reste pendant 11 mois
dans une gouttière de Bonnet. Application de nombreuses pastilles de potasse autour de l'articulation.

A ma première visite, je constate que les symptômes d'acuité ont disparu. Les douleurs ne sont réveillées que lorsque le malade essaye de faire quelques
pas. Il ne peut marcher, du reste, qu'à l'aide de deux
béquilles. Le membre inférieur droit a subi un raccourcissement peu prononcé, le pli de la fesse correspondante est, du reste, relevé : la flexion de la cuisse
sur le bassin est un peu douloureuse, quoique bien
incomplète ; si on essaye de l'augmenter, on fait naître
des douleurs sourdes, profondes, dans l'articulation de
la hanche, ayant un certain retentissement dans le
genou correspondant. Le membre est dans l'adduction et la rotation en dedans. Quand le malade est
debout, soutenu par ses béquilles, il ne peut écarter
les deux cuisses, et si, étant allongé, on lui conseille
d'exécuter ce mouvement, on voit que si l'écart est
assez considérable, il se fait surtout par l'exagération
de l'écartement du membre sain. Je ne constate pas la
présence d'une hydartrose coxo-fémorale, car il n'y a
pas cette tuméfaction relativement énorme de l'articulation ; mais je constate de l'empâtement péri-articulaire, ce qui indique un état fongueux des parties
profondes. Je constate encore autour de l'articulation

quelques petits trajets fistuleux qui laissent écouler un peu de sérosité. Le stylet introduit à travers ces trois petits trajets fistuleux ne pénètre pas profondément ; il y a eu abcès, mais abcès péri-articulaire dont les parois ne se sont point recollées. L'état général du malade est assez satisfaisant.

Je prescris : Boisson d'eau minérale, de un à deux verres par quart de verre, pris de 10 en 10 minutes ; bains généraux, additionnés de 3 à 4 litres d'eau-mère, à une température modérée, et d'une durée de trois quarts d'heure. Deux ou trois fois par jour, lotions et injections dans les trajets fistuleux avec de l'eau minérale tiède. Je conseille, en outre, à la mère de le faire vivre constamment au bord de l'étang, en plein soleil, en plein air humide et salé, en le prémunissant, bien entendu, contre les refroidissements.

Au bout de 10 jours de traitement, il n'y a pas grand changement dans l'état du malade, il n'y a pas de réaction ; les douleurs ne sont pas réveillées, seul l'écoulement purulent par les trajets fistuleux est un peu plus considérable. Je continue le même traitement, et j'intercalle quelques douches générales en pomme d'arrosoir.

Le traitement est ainsi suivi pendant 40 jours ; j'ai le soin de faire reposer le malade tous les 4 ou 5 jours pendant 24 heures, étant prévenu de la longueur de son séjour auprès de nos eaux.

A son départ, l'état général est excellent : bon appétit, digestions faciles, pas de diarrhée. Les trajets fistuleux laissent sourdre une quantité de pus bien moins considérable. Les douleurs sont bien moins vives dans l'articulation de la hanche droite, quand le malade veut imprimer des mouvements à la jambe correspondante.

Le malade revient en juillet 1877. L'état général est excellent, la santé est parfaite; il ne se sert que d'une seule béquille. Les trajets fistuleux sont taris, l'empâtement péri-articulaire est moins considérable; au toucher, plus de douleur. Le raccourcissement du membre inférieur droit a disparu, le pli de la fesse correspondante s'est abaissé, il est régulier; le jeune malade ne boite pas du tout en marchant avec l'aide d'une seule béquille. Le membre inférieur est roide, les mouvements de flexion de la cuisse sur le bassin et de la jambe sur la cuisse sont encore bornés et provoquent un peu de douleur. L'écartement entre les deux membres inférieurs n'est pas encore normal, mais il est incontestable que l'angle formé par ce mouvement est plus régulier. Le membre inférieur droit est encore dans l'adduction et la rotation en dedans, cependant moins que l'année dernière. La démarche enfin est plus facile, et le malade se sent plus solide. Je prescris le même traitement que l'année dernière pour les premiers jours. Au bout de 8 à 10 jours, je le modifie de la manière suivante : tous les matins, j'enveloppe le membre inférieur droit et la hanche du même côté d'un immense cataplasme de boue minérale, que je laisse à demeure pendant trois quarts d'heure, et que je fais humecter, toutes les 10 minutes, avec de l'eau thermale additionnée d'eau-mère.

Après ce bain de boue, j'ordonne un bain d'eau minérale à température modérée, ou une douche générale
en pomme d'arrosoir. Je continue la boisson à dose
altérante et tonique.

Ce traitement est suivi pendant 45 jours, avec
24 heures de repos tous les 5 jours. Vers le milieu
de la saison, le malade peut faire quelques pas sans
béquille, en ne s'appuyant seulement que sur une
forte canne. Je l'engage à ne pas encore faire trop
d'efforts, et à se servir encore de la béquille tant
qu'il sera en traitement.

A son départ, la santé générale est parfaite, il n'y
a aucune trace de fatigue à la suite d'un si long et si
pénible traitement. L'empâtement péri-articulaire a
presque disparu, les trajets fistuleux sont cicatrisés.
L'écartement entre les deux cuisses est plus considérable, il est plus régulier et demande moins d'effort
pour l'obtenir. La rotation du pied en dedans est
moins considérable.

Notre malade revient encore en juillet 1878. Cette
fois-ci il ne se sert plus de béquilles depuis 7 à 8 mois,
il tient à la main une simple canne en cas d'accident,
il marche sans claudication. Le pied est droit, et le
membre inférieur n'est plus en rotation et en adduction forcées. L'écartement des deux membres inférieurs est plus considérable, mais n'est pas encore
complet; les mouvements de flexion de la cuisse sur
le bassin et de la jambe sur la cuisse sont et plus
faciles et plus complets, et ne provoquent aucune
douleur. Il peut se mettre à genou et y rester pendant

5

un moment sans trop de fatigue. L'empâtement péri-
articulaire a presque complétement disparu. Les trajets fistuleux sout complétement cicatrisés. Le membre
inférieur a repris complétement son volume, l'atrophie
musculaire, suite de l'immobilité prolongée au début
du traitement et du défaut. d'exercice plus tard, a
complétement disparu, et si ce n'était qu'un peu de
difficulté dans le mouvement d'abduction, tout serait
guéri.

Je prescris le même traitement que l'année dernière.

Vers le quinzième jour de traitement, le malade
oublie sa canne, il n'en sent plus l'utilité ; il marche
sans douleur, sans fatigue, monte les escaliers sans
être obligé de placer les deux pieds sur la même marche, il exécute tous les mouvements sans douleur ni
fatigue, il ne reste qu'un peu de roideur dans tout le
membre.

Le malade part de Balaruc après 45 jours de traitement ou de séjour, dans un état presque complet de
guérison. J'ai eu, du reste, de ses nouvelles, et j'ai
appris que, pendant l'hiver, il a pu danser pour le
mariage de sa sœur.

Je pourrais multiplier le nombre de mes observa-
tions, en publiant toutes celles que j'ai pu recueillir,
soit dans ma clientèle, à l'établissement thermal, soit
dans les services d'hommes, de femmes, d'enfants et
de militaires à l'hôpital. Ce serait m'exposer à de
bien nombreuses redites. J'ai choisi, dans le nombre,
celles qui m'ont paru le plus typiques, celles dans les-

quelles on peut suivre l'évolution de la maladie et la marche progressive du traitement. J'ai choisi, en un mot, les cas où il m'a été permis de constater les résultats obtenus après plusieurs saisons passées à Balaruc-les-Bains.

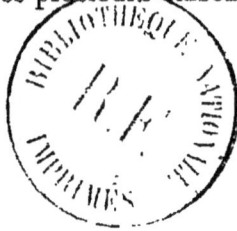

www.ingramcontent.com/pod-product-compliance
Lightning Source LLC
Chambersburg PA
CBHW071259200326
41521CB00009B/1827